AF582281

LES HONORAIRES

DES

MÉDECINS A LILLE

EN 1749

PAR

EDMOND LECLAIR

Docteur de l'Université de Paris (Pharmacie)

Lauréat de l'Académie française.

Ex préparateur à la Faculté libre de Médecine et de Pharmacie de Lille.

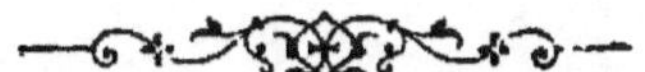

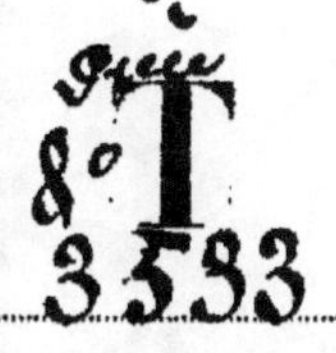

IMPRIMERIE H. MOREL, RUE NATIONALE, 77, LILLE

1901

LES HONORAIRES

DES

MÉDECINS A LILLE

EN 1749

PAR

EDMOND LECLAIR

Docteur de l'Université de Paris (Pharmacie)

Lauréat de l'Académie française.

Ex préparateur à la Faculté libre de Médecine et de Pharmacie de Lille.

IMPRIMERIE H. MOREL, RUE NATIONALE, 77, LILLE

—

1901

LES HONORAIRES DES MÉDECINS A LILLE EN 1749

En 1749, l'accord le plus parfait ne régnait pas au collège de médecine de Lille. Les uns, nouveaux venus, voulaient évincer les anciens; les autres, abusant de leur savoir, réclamaient à leurs clients des honoraires plus élevés que ceux qu'on demandait d'ordinaire. Ces faits engagèrent les médecins Hennion et Prévot à présenter un long mémoire pour demander à Messieurs du Magistrat de réglementer les honoraires des médecins de la ville.

En même temps, un autre mémoire était adressé à Messieurs du Magistrat pour les supplier de prendre une décision à ce sujet; les habitants aisés et l'Intendant lui-même ne voulant payer ce qu'on leur réclamait, la vie devenait plus difficile pour les médecins. On indique 74 raisons pour justifier cette demande de réglementation.

Pour y faire droit une ordonnance parue le 18 octobre donnant satisfactions aux uns et aux autres.

Comme il fallait s'y attendre, il y eut des abus ; on avait indiqué un maximum pour les pauvres, mais les personnes riches avaient été laissées libres. C'est ce que le Magistrat dut expliquer le 20 mars 1771 dans une nouvelle ordonnance.

Nous allons présenter ces mémoires et ordonnances dans l'ordre où nous les avons trouvés transcrits. Tous ces documents se trouvent aux Archives communales de Lille, les trois premiers dans le registre aux ordonnances de la ville, côté BB f°s 181 v° à 205, le quatrième dans le registre aux ordonnances de police, côté EE f°s 265 à 266 v°.

I

Requête, mémoire et règlement concernant les honoraires de médecins.

A MESSIEURS,

Messieurs les Rewart, Mayeur, Eschevins, Conseil et Huit Hommes de la ville de Lille,

Remontrent très humblement les doyen et ancien agrégé soussignés du collège de cette ville, que depuis que l'intérêt général a fait place en quelques collègues à l'intérêt particulier, l'uniformité de désintéressement et de vrays sentiments de probité et d'honneur si convenable à la profession ne règne plus audit collège ; que, au contraire, les suffrages y sont entraînés par cet appas séduisant, à des entreprises non seulement hardies mais dangereuses au collège, même sous le spécieux prétexte de le rendre plus brilliant par l'autorité de l'édit du mois de mars 1707, qu'ils prétendent présomptueusement leur être favorable.

Cet édit est l'effectif de la justice et de l'attention pour les peuples de France du feu Roy Louis XIV d'heureuse mémoire, il ne l'avoit destiné qu'à eux pour rétablir les études de médecine qui languissoient alors dans la plus part de ses universités et, sans les supplications de l'université de Douay, il ne seroit point parvenu jusqu'à nous, ce Roy si éclairé n'avait donc pas les mêmes raisons de nécessité à le faire observer également en Flandre comme en France, puisque ce n'est qu'aux supplications qu'il l'y accorde et, seroit-il raisonnable de penser, qu'il y ait prétendu confondre la signification des termes de faculté, de corps et de collège de médecine pour exiger de ce dernier, ce qui ne peut et ne doit être effectué que du premier.

D'ailleurs, sans vouloir approfondir les vues de sa majesté Louis XIV, on sçait que depuis quarante-deux ans il n'a point trouvé bon de l'y faire mettre à exécution, néanmoins comme un mémoire d'ostentation vous a été présenté, messieurs, sous le nom du collège dans le mois de février dernier, les doyen et ancien agrégé croient devoir vous représenter, que n'étant rien moins que l'ouvrage de l'unanimité, il n'est pas surprenant qu'il ne faille que jetter la poudre aux yeux, pour y cacher les vrays motifs, de faire en sorte de mener les choses au point, d'exiger plus librement des honoraires exorbitans ; les preuves en sont déjà quotidiennes dans les consultes où les aütheurs du mémoire ne font nulle difficulté d'exiger six francs à chacune, lorsque la coutume n'en accorde que trois, cependant, pour prévenir et obvier à toutes objections raisonables, lesdits doyen et anciens agrégés se flattent de vous démontrer article par article que ce mémoire n'est aucunement fondé :

1° En répondant à la première objection, l'auteur, après avoir confondu à plaisir le sacré avec le prophane, avoue qu'une nouveauté doit être rejettée lorsqu'elle est nuisible ; qu'il soit permis, messieurs, de vous faire remarquer que pour juger sainement de la chose proposée, il faut icy distinguer la chose même de son effet et l'on découvrira d'abord que quoy que la chose soit bonne son effet ne laisseroit pas d'être très nuisible en mains de ceux qui en demandent l'exécution, car s'il est vray qu'on trouve l'avidité du gain, le zèle et l'amour du bien publique, fondé sur un grand désinteressement, ne peuvent jamais s'y rencontrer. Que seroit ce donc, lorsqu'érigés en censeurs de l'université dont le collège est du ressort et que la porte dudit collège seroit en conséquence fermée à tous autres gradués qu'à ceux de Monpelier.

Sinon cabales pour se procurer l'ascendant et se le conserver sur le collège ; sinon des monopoles pour obliger les habitans à en passer par tout ce qu'ils jugeroient convenir, ce qui ne se manifeste que trop dès à présent.

2° Il est à remarquer que l'équivoque qui paroit icy se rencontrer dans les articles 31 et 32 (1) au sujet des mots de faculté,

---

(1) Les articles 30, dont il est question plus loin, 31 et 32 de l'*Edit du Roy, donné à Marly au mois de mars 1707, portant règlement général pour les facultez de médecine du royaume*, sont ainsi conçus :

Article 30. — Ayant égard à la très humble suplication qui nous a été faites par les provinces des Païs Bas et particuliérement par l'Université de Douay, de les maintenir dans leurs anciens usages par raport à l'exercice de la Médecine ; Nous défendons trés expressément à peine de cinq cens livres d'amande, à tous Docteurs et Licentiez des autres corps de médecine ne se trouve nullement en France, parce qu'on n'y connoit que deux corps de médecine, sçavoir : la faculté qui enseigne la médecine et le collège qui connoit toutes les affaires qui dans son district regardent cette science, l'un et l'autre y sont établis par l'autorité souveraine en vertu de lettres patentes, l'équivoque au sujet des termes faculté, corps de médecine employés dans ces deux articles ne s'y trouve donc, que par

---

Facultez de notre Royaume d'exercer la Médecine dans nos provinces de Flandres, Artois, Hainault, Tournésis et Cambrésis, s'ils ne sont Graduez en l'Université de Douay, à la charge que réciproquement les Graduez de l'Université de Douay ne pourront exercer la Médecine dans les autres provinces de notre Royaume, sans néanmoins que la prohibition portée par le présent article contre les Docteurs et Graduez des autres Universitez, puisse avoir lieu contre ceux des facultez de Paris et de Montpellier, le tout ainsi que ladite Université de Douay nous le fait très humblement demander et proposer.

Article 31. — Et d'autant qu'aprés les abus qui se sont glissez dans une partie des facultez de notre Royaume, il est difficile d'espérer que les études y soient d'abord assez florissantes pour pouvoir rétablir avec une ancienne seureté l'ancien privilège des Universitez : et qu'en attendant que le tems nous ait fait voir l'effet de notre présent règlement, il paroit plus convenable donc de ne plus laisser exercer la Médecine dans chaque faculté que par les Docteurs et Licentiez qui y auront été reçus, ou qui y auront donné des preuves publiques de leur capacité. Nous avons fait par provision et jusqu'à ce qu'autrement par nous en ait éte ordonné, très expresses inhibitions et défenses à tous Médecins, à peine de cinq cens livres d'amande applicable comme dessus, d'exercer la médecine dans les lieux où il y aura Université, s'ils ne sont Graduez ou Aggregez en icelle ; et dans les lieux où il n'y a qu'un Collège ou Corps de médecine, s'ils ne sont Aggregez audit Corps ou Collège en la manière accoutumée.

Article 32. — Ordonnons pareillement par provision que ceux qui auront été reçus Docteurs ou Licentiez dans une Faculté ne pourront être Aggregez dans une autre Faculté ou corps de médecine qu'en soutenant préalablement un acte public de quatre heures au moins sur toutes les parties de la médecine et en payant la somme de cent cinquante livres pour tous droits, et neanmoins ceux qui auront exercé la médecine pendant dix ans dans la Faculté en laquelle ils ont été reçus Docteurs ou Licentiez seront Aggregés sans être obligé de soutenir aucun acte public en payant seulement lesdits droits et en raportant des attestations de la Faculté de médecine et des Juges royaux des lieux, où ils l'auront exercé, et le tems de dix ans de pratique ne pourra estre compté que du jour de la publication de notre présent édit.

rapport au collège de cette ville, qui n'est icy que très improprement appelé collège et ne va nullement de pair avec ceux désignés par lesdits deux articles. Il n'est donc pas douteux que le collège de Lille, n'ayant aucune des prérogatives des collèges de France, n'est assurément pas dans le cas des articles sus nommés; il est donc clair que l'édit du mois de mars 1707 regarde uniquement la France proprement dite et que rien n'est si absurde que penser que le collège de Lille puisse être assujetti au règlement de l'édit de 1707 par les articles 31 et 32, puisque l'édit même ne le regarde point et que les termes desdits articles ne sçauroient le désigner et que tout ce qu'on supose de l'édit en question n'est qu'un piège formé à la destruction du collège qui n'a aucun titre qui l'autorise à examiner les gradués d'aucune faculté.

En vérité l'université de Douay doit être très satisfaite de ce qu'on veut bien dans le même mémoire luy faire la grâce de croire que tous les licentiés peuvent être bons tandis qu'on les distingue, les choisit et leur assigne à chacun un poste selon leur petit mérite, mais à quoy ne s'expose-t-on pas quand on y ignore la force et la valeur des termes, si l'auteur du mémoire auroit scu ce que c'est que collège en France, il n'auroit pas confondu une société de gradués en médecine, sans autorité et sans agrégation, avec un collège souverain, formé sous les auspices de Messieurs du Magistrat de Lille, à l'avantage des habitans et de la médecine même de l'endroit où il est établi et pour arrester les abus qui pourroient s'y commettre par l'établissement des charlatans, d'opérateurs ignorans, coureur de province et débiteur de drogues.

3° Le mémoire se fait remarquer par la hardiesse qui s'y trouve de menacer Messieurs du Magistrat, en leur faisant sentir qu'on pourroit extorquer par la force ce qu'on demande de bonne grâce, l'auteur ne s'est point aperçu d'avoir découvert son dessein, mais il n'en est point moins véritable, puisque sans cela il serait impossible, qu'il ne rencontra en son chemin Messieurs du Magistrat. Quand à ce qui regarde l'apostille de Monsieur De la Granville, dont il fait parade, vous n'ignorez pas, Messieurs, comment elle fut surprise à la bonne foi de cet intendant lors de son arrivée dans ce pays, et qu'après que sous vos auspices, les députés du collège lui eurent fait part de leurs raisons et combien ils leur étoient douloureux de n'avoir point été entendu, il reconnu avoir été trompé et en donna un témoignage publique par les vives reproches qu'il en fit devant une très grande assemblée au déffunt sieur Brisseau qui l'avoit trop égèrement assuré. Depuis lors la chose en est demeurée là et le collège est resté confirmé dans les anciens usages, c'est-à-dire aux termes de l'édit de 1707 en la manière accoutumée.

4° Le mémoire a beau le dissimuler, il est certain que si l'établissement en question avoit lieu, il y auroit à Lille beaucoup moins de médecin : premièrement, parce qu'il ne seroit libre qu'à ceux de Montpelier d'y entrer sans vexations, secondement, parce que le prix en seroit trop considérable et troisièmement, parce que présumans trop de l'autorité royale il est hors de doute qu'ils en abuseroient alors pour se soustraire à celle du Magistrat et par ce moyen inquiéter mieux leurs collègues et se rendre eux-mêmes plus nécessaires. Quelque verbiage qu'ils fassent pour insinuer le contraire, la vérité se fait jour et l'on ne disconviendra jamais que ce soit une perte pour la ville que la privation des différentes pratiques ou méthodes, tant s'en faut d'ailleurs, que la preuve, qui y est donnée des chirurgiens et apoticaires pour soutenir leur droit, fut valable. Ces deux corps n'ambitionnent d'être soutenus par d'autre autorité que celle du Magistrat et, n'étant divisés entre eux par aucune vue d'intérêt particulier, agissent toujours unanimement sans cabales et sans monopoles, ils prouvent précisément le contraire.

5° Il étoit inutile d'épiloguer sur le mot provision, le roy s'en explique assez luy même, article trente et un, où il ne luy fait signifier autre chose qu'en attendant que le tems lui ait fait connoitre l'effet de son règlement, mais que veut dire le faiseur de mémoire en demandant s'il y a eu contre ordre. Il ignore apparement qu'après le malheureux changement de domination que la Flandre a essuié en ce tems là, il faut, au contraire, à cette province une réitération d'ordre royal à ce sujet. Qu'il souffre donc qu'on luy demande où est cette réitération depuis quarante-deux ans?

6° Un mémoire doit être véridique et sincère néanmoins ni l'un ni l'autre de ces caractères ne se trouvent en celuy-là, aussi l'auteur pense-t-il avoir bien réparé ce défaut par son grand air d'assurance qu'il y répand par tout, jusqu'à s'ériger en régent non seulement de ses collègues, mais encore de Messieurs du Magistrat, à qui il s'efforce inutilement d'insinuer des avantages imaginaires et imposibles tant que ses entreprises seront fondées sur l'avidité du gain. Vous êtes très confondus, Messieurs, que l'expérience détruit ce qu'il avance, puisque vous avez observé que depuis qu'il vous a plu d'établir le collège de médecine en cette ville, il n'y a jamais manqué de sages et habiles médecins. Les Doulcet, les Delabarre, les Hachins, les Caillet, les Planques, les Barlez, les Six et tant d'autres qu'on ne nomme pas, n'ont-ils pas donné des preuves publiques de leur capacité et de ce qu'ils savoient faire sans en faire accroire ? Et le collège ne s'est-il pas toujours renouvellé depuis ce tems-là par de très bons sujets ? N'est-ce point à l'œuvre que l'on peut mieux connoître l'ouvrier ?

A quoi sert enfin le fier mépris qu'affecte en cet endroit le faiseur de mémoire pour le public, parmi lequel il se trouve tant de gens éclairés qui savent distinguer le mérite et se désabuser lorsque l'opinion ou la prévention les a surpris ?

Le sens naturel non forcé et qui se présente d'abord est le vrai sens de la lettre de l'édit du mois de mars 1707.

Le préambule de cet édit apprend par ce sens que le Roy y avoit en vuë le rétablissement des facultéz de médecine établies par les roys ses prédécesseurs, parce que l'extrême relachement s'étoit introduit dans une partie de ces facultés. Or ces facultez étantes dans le royaume, il y est clair que l'édit ne regarde que le royaume de France, d'autant plus que de tous les articles de l'édit il ne s'en trouve qu'un qui ne soit point spécialement pour la France.

Cet article est le trentième, il est la preuve démonstrative que l'édit de 1707 n'a été donné qu'à la France seulement, car pour trouver moyen d'y faire entrer les provinces du Pays Bas et l'université de Douay, il n'a pas fallu moins que de très humbles supplications, demandes et propositions de leur part, et en les y maintenant dans leurs anciens usages par rapport à l'exercice de la médecine, il est donc clair que le Roy reconnoit en cet article que ni les provinces du Pays Bas, ni l'université de Douay ne sont point tenus à l'observation du règlement de son édit du mois de mars 1707. Puisque les maintenir dans leurs anciens usages par raport à l'exercice de la médecine, n'est autre chose que les regarder n'ayant pas besoin de réforme qu'il propose dans le règlement, la bonne exercice de la médecine étant l'effet de bonnes études.

Donc, l'édit du mois de mars 1707 n'est que pour la France seulement.

Donc, cet édit ne regarde pas la Flandre, puisque les Pays-Bas et l'Université de Douay y sont maintenus dans leurs anciens usages par rapport à l'exercice de la médecine. Par conséquent, Messieurs, puisque : 1° la demande spécieuse, mais démontrée intéressée de l'auteur du mémoire, ne sauroit tendre au bien ; 2° qu'elle est sujette à tous les inconvénients qu'on vient de vous représenter ; 3° qu'elle est prouvée n'être point appuyée sur les ordres du Roy ; 4° que l'édit en question, enregistré ou non au parlement de Flandre, n'a point été depuis le changement de domination réitéré dans la province en témoignage de la volonté expresse de sa Majesté ; 5° que, si le même édit n'est également observé par tout le royaume comme il l'est dans la faculté de médecine de Douay qui n'en fait point usage.

Les susdits doyen et ancien agrégé soussignés osent espérer que Messieurs du Magistrat, distinguant parfaitement les motifs des faux, cachés sous les belles apparences de l'autorité souveraine, aussi mal entendu de l'auteur du mémoire qu'il se l'est mal attribué en sa faveur, puisqu'il n'est pas raisonnable de croire que le Roy exigea des collèges ce qu'il demande des facultez et des corps de médecine, ne se laisseront point éblouir et ne prêteront point la main à la destruction d'un collège, qui, étant leur ouvrage, est une des preuves autentiques de leur attention au bien publique, mais au contraire, que comme il n'appartient légitimement qu'à eux de remédier aux désordres qui se sont glissés audit collège, ces messieurs voudront bien obvier aux exactions qui se font dans le paiement des honoraires des médecins, confirmer ce que l'on est accoutumé de leur donner sçavoir quarante huit pattars pour chaque consulte et six pattars pour chaque visite. Et pour remettre le collège dans son ancienne tranquilité exempte de toute avidité, luy ordonner de se tenir exactement à ses statuts, et qu'il sera élu chaque année selon la forme accoutumée un greffier, enjoignant au doyen de tenir la main à ce que le collège ne se trouve plus dégarni de ses registres.

Quoy faisant etc... signés HENNION, médecin et PRÉVOT, doyen.

II

Réflexions sur l'état et sur les honoraires des médecins adressées à messieurs du Magistrat de la Ville de Lille.

MESSIEURS,

Il est de votre connoissance que depuis quelques mois, les habitans de cette ville murmurent à haute voix, comme si les médecins faisoient des demandes exorbitantes dans leurs mémoires pour la perception des honoraires de leur profession.

D'une autre part, les médecins murmurent que leur profession est tellement avilie par la bassesse de ses honoraires qu'elle est souvent exposée à la satire des médecins des villes voisines et des étrangers, qui ne peuvent répéter sans rire qu'on peut avoir à Lille le plus réputé médecin à sept sols et demi de France par visite.

Les plaintes de part et d'autre sont augmentées, depuis qu'il a plu au sieur Leferron de s'adresser à Messieurs du Magistrat pour taxer les mémoires des quatre médecins et des quatre chirurgiens qui ont été demandés pour la maladie de Madame son épouse.

On espère, Messieurs, que vous ne trouverez pas mauvais, dans l'état critique où la médecine se trouve aujourd'hui en cette ville, si plusieurs médecins osent vous communiquer quelques réflexions concernant leur état et les honoraires de leur profession, en vous demandant un règlement propre à éviter les contestations qu'on observe depuis quelque tems entre les habitans et les médecins : les uns et les autres doivent se flatter que votre justice ordinaire fera naître le calme après la tempête.

RÉFLEXIONS

1° Tout le monde convient que, le plus intéressant et le plus dangereux de tous les états, c'est celuy d'un médecin, puisque c'est le seul qui intéresse la vie.

2° Plusieurs croient assez raisonnablement, qu'il vaut mieux pour un malade, de ne point avoir de médecin et être abandonné aux seuls soins de la nature que d'en avoir un ignorant.

3° Chacun pense qu'un médecin savant, judicieux et priz et d'un prix inestimable.

4° Il faut convenir qu'il en coute beaucoup de peines, beaucoup de tems et beaucoup de dépenses pour parvenir au point d'être bon médecin.

5° Il est presque toujours vrai, que lorsqu'un médecin est parvenu au degré de licence, il est encore plusieurs années sans occupation, parce qu'on se défie avec raison d'un médecin novice.

6° On sçait, que lorsqu'un médecin est parvenu au point d'une ample pratique, que c'est luy seul qui doit remplir tous ses devoirs, sans pouvoir espérer le moindre soulagement des apprentifs ou garçons, comme il est ordinaire dans tous les autres états, et que par conséquent sa pratique doit nécessairement être borné à un certain nombre de familles.

7° Au point de cette pleine pratique, il n'est pas douteux qu'un médecin est obligé, suivant la conscience et la probité de refuser, de se charger de nouveaux malades, plutôt que négliger les uns pour les autres.

8° Il est certain, qu'à condition de remplir son devoir, un médecin ne peut visiter que deux ou trois malades par heure y compris le temps nécessaire pour faire le chemin de chez un malade chez un autre.

9° Il est à présumer, qu'un médecin ne peut travailler tout au plus que douze heures par jour, sçavoir dix heures en visites et deux heures pour l'étude.

10° Il est donc évident, qu'un médecin même dans les plus grandes villes, ne peut avoir qu'un certain nombre de pratiques et qu'il est impossible de satisfaire tout le monde.

11° La pratique d'un médecin étant bornée dans ses limites, on est persuadé qu'en certain tems il y a beaucoup de malades, en d'autre il y en a moins, et parfois il n'y en a presque point du tout ; les malades ne sont fréquentés que pendant le quart ou le tiers de l'année.

12° Personne ne doute qu'un médecin peut tomber malade et rester infirme comme le reste du monde.

13° Il est constant que les visites qu'un médecin fait chez les riches demande le double et le triple de tems plus que celles qu'il fait chez les pauvres.

14° En suposant donc un médecin sçavant parvenu au plus haut degré de pratique et en supputant les jours forts contre les jours foibles, l'un parmi l'autre, un médecin ne peut faire de visites qu'environ pendant six heures par jour, pendant le cours d'une année.

15° Si on supute la vie d'un tel médecin et les années qu'il a passées à se ruiner pendant qu'il ne gagnoit rien de sa profession, contre les années de sa pleine occupation, on ne risquera rien de mettre sa pratique aussi, l'un parmi l'autre, à quatre heures de visite par jour.

16° Si ce médecin tombe malheureusement malade d'une maladie de langueur, telle que la paralissie, l'hydropisie, la goute, le rhumatisme, la perte de la vue, de l'ouïe, la phtisie, etc., le voilà nécessairement réduit à l'indigence, s'il n'a point avancé ses affaires temporelles, pendant le cours de sa vie pratique, comme il est à Monsieur Dr Saint-Léger, médecin très réputé et à plusieurs autres.

17° On réduit le nombre des malades qu'un savant réputé médecin peut visiter à deux ou trois par heure et ses occupations en cas de santé perpétuelle à quatre heures par jour.

18° On dit, qu'il est juste que chacun vive de sa profession et on convient, que la profession d'un médecin est des plus honorables.

19° On demande, combien un médecin doit gagner pour vivre honorablement de sa profession luy, sa femme et ses enfans avec un seul domestique dans une grande ville, où les vivres et les loyers sont plus chères qu'à la campagne, étant obligé de s'habiller honnêtement selon son état ; on dit que la justice autorise un avocat à gagner 30 pattars par heure, on sçait que le droit et la médecine vont de niveau.

20° On demande, 2° s'il n'est pas juste qu'un médecin puisse avancer sa fortune à force de travaille et de soins pour ne pas laisser sa famille dans la misère après sa mort.

21° On demande, 3° si un médecin médiocre n'est pas en droit de vivre aussi honorablement de sa profession en luy passant seulement trois heures de pratique par jour, au lieu de quatre heures stipulés pour un médecin très réputé.

22° Combien de perte de ses honoraires ne font point un médecin ?

23° En posant donc deux ou trois visites par heure, on compte cinq visites en deux heures et dix visites en quatre heures de tems.

24° Suivant ce susdit calcul du nombre des visites par jour sur le pied de trente pattars par heure comme les avocats, cela feroit douze pattars par visite ; les médecins de Lille n'en demandent pas tant.

25° Cependant douze pattars par visite, en faisant dix visites par jour, ne feront que six florins par jour pour le médecin de la plus haute réputation.

26° Ceux qui doutent de la vérité de ce calcul n'ont qu'à faire une récapitulation.

27° Il est inutile qu'on objecte que les médecins ne perdent pas de tems pour l'étude, un habile médecin a aimé l'étude de sa profession, il étudira toute sa vie ; mais n'est-ce pas l'empêcher d'étudier en l'obligeant de travailler sans cesse pour pouvoir survenir aux besoins de la vie.

28° Si on objecte que la réduction de quatre heures par jour qu'un médecin employe en visites l'un parmi l'autre, on répondra qu'on luy donne trop en luy donnant dix par jour au fort de ses occupations, il faut observer que ces sortes d'occupations lorsqu'elles viennent, elles se suivent et qu'après quelques jours, la tête s'épuise à force de penser, la poitrine à force de parler et les jambes à force de marcher, on relache enfin le travail parce que l'arc ne peut pas être toujours tendu.

29° Si on objecte qu'un médecin fait plus de cinq visites en deux heures de tems, on répond que s'il arrive qu'un médecin fasse par fois quatre visites par heure dans les maisons bourgeoises, il perd souvent plus d'une demi-heure à chaque visite par le cérémonial des maisons de distinction, en tout cas, ce serait un bien pour les malades si un médecin pouvoit vivre honorablement en faisant seulement deux visites par jour au plus fort de sa pratique.

30° Il faut observer icy que les occupations d'un médecin ne souffre aucune remise comme celle d'un avocat, tout ce qu'un médecin ne fait point en un jour est perdu pour toujours, et lorsqu'il y a peu de malades, il ne peut employer son tems à quoi que ce soit de lucratif.

31° Il faut observer qu'un médecin est nécessairement exposé aux injures de l'air et aux rigueurs des saisons, qu'il n'est pas le maître de ses moments et qu'il n'est jamais assuré de passer la nuit en repos. Souvent au préjudice de sa santé pendant qu'un avocat arrange ses affaires chez luy, suivant son bon plaisir et que, par conséquent, la profession de médecin, égale d'ailleurs avec celle de l'avocat, devroit mériter plus de récompense puisqu'elle est plus pénible.

32° Il est tems de laisser les visites des médecins pour réfléchir sur leurs consultations, mais il faut encore icy faire attention, que le tems que le médecin passe dans les consultations, ne peut être employé à faire des visites et que, par conséquent, un médecin en pleine pratique ne peut gagner d'une part, en assistant aux consultations, sans perdre d'autre part en faisant moins de visites.

33° Une consultation outre qu'elle assujettit le médecin à une heure fixe qui dérange souvent le cours de ses visites, les premiers venus sont obligés d'attendre ceux qui viennent les derniers. Le récit de la maladie avec tous ses symptômes et remèdes se fait par le médecin ordinaire, les médecins assistans proposent leurs questions, on voit, on examine le malade, on raisonne ensuitte sur la maladie, sur la constitution particulière du malade et sur le régime et les remèdes pratiqués et à pratiquer par la suitte, le tout avec beaucoup d'attention de part et d'autre, n'étant pas assez d'avancer des opinions, mais étant obligés de donner des raisons de science qu'on adopte ou qu'on conteste suivant le vray ou le faux.

Vu toutes ces attentions redoublées et le tems qu'on y perd, l'usage et la raison veuillent, que les consultations soient mieux récompensés que le tems ordinaire, il est même d'usage en quelques villes (à Tournay) suivant le nombre des médecins.

34° Si les honoraires des consultations n'étaient point supérieurs à ceux des simples visites, à raison du tems qu'on y employe, quel médecin voudroit assister aux consultations et négliger pendant ce tems ses malades ordinaires.

35° Lorsque les médecins continuent à voir le malade en consultations, ils sont assujettis à l'heure comme pour la première consultation, il faut les mêmes soins, les mêmes attentions et des raisonnemens suivis et variés suivant les variations de la maladie. L'usage de cette ville est que chacune de ces consultations suivantes sont récompensées à raison de sa moitié de la première consultation.

36° Il est ridicule de nommer ces consultations suivantes, des visites à heures réglées, puisque la consultation est définie, une assemblée de médecins pour conférer sur la nature et les remèdes propres à une maladie, une visite à heure réglée est lorsqu'un seul médecin se conforme à une heure déterminée par le malade ou autre.

37° Et puisque dans les consultations, où il se trouve un plus grand nombre de médecins, il faut nécessairement beaucoup plus de tems et plus d'attention, il paroît juste que les honoraires y soient proportionnées, cela n'arrive jamais que chez les personnes les plus opulentes.

38° Si un médecin devoit assister à huit ou neuf consultations dans la même journée, il seroit obligé de renoncer à toutes les visites qu'il auroit à faire le même jour et risquerait de perdre la pratique de famille dont il auroit négligé les malades, par conséquent un médecin pouroit y perdre plus que gagner. L'avantage de ces consultations n'est donc pas si considérable qu'on se l'imagine.

39° Il est vray que quand il arrive qu'un médecin est appelé aux consultations, lorsqu'il se trouve du vide dans son tems, que l'avantage est pur et simple, mais si un médecin réputé trouve du vide dans son tems, cela prouve qu'il y a peu de malades dans la ville, et par conséquent il ne se présente alors que peu ou point de consultations.

40° Le médecin réputé seroit heureux et pouroit s'enrichir par des honoraires de bas prix, si, semblable aux marchands, il pouvoit faire des visites et assister aux consultations autant qu'on le demande, comme on vend des aulnes et des pièces d'étoffes ou du moins, si semblable à tous les autres états, il pouvoit avoir des aides, des garçons, des apprentifs ou des clercs.

41° Le préjugé du public veut cependant qu'un réputé sur tout parmi les riches doit pouvoir amasser des richesses immenses, quand il ne feroit que cent visites par jour, dit-on, quel profit sans compter les consultations, on voit par les réflexions précédentes que le compte des médecins est bien différent.

42° Ceux qui sont malades sçavent par préférence combien il est important d'avoir de bons médecins, il est donc aussi important d'animer les médecins à cultiver leur profession :

Sint mecænates non deerunt flacce marones.

43° Les médecins ne prétendent pas d'insinuer icy, qu'ils n'ont pas quelquefois sujet de se louer de la reconnaissance de quelques familles, suivant leur état respectif, mais il faut convenir qu'il est très disgracieux pour un médecin qu'après qu'il s'est appliqué à sauver un malade de la mort, autant que son pouvoir l'exigeoit de se voir récompensé par des contestations injurieuses.

44° Les médecins, lassés de ces contestations réitérées depuis peu de tems et ne demandant pas mieux que de vivre en paix, se déterminent volontairement à demander un règlement sur les rétributions de leurs honoraires.

45° On se gardera bien d'avancer icy combien on pense que mérite une visite ou une consultation, pour qu'un médecin puisse honorablement arranger ses affaires pour le présent et pour l'avenir, tous les magistrats ont trouvé cette taxe très difficile à définir.

46° On veut seulement présenter des réflexions aux Messieurs du Magistrat de cette ville pour qu'en suitte ayant pesé le tout, ils établissent ce qu'ils croiront de justice tant pour le peuple que pour les médecins.

47° Les médecins sont d'autant plus en état de faire des représentations sur ce sujet, que connoissant le fort et le faible du peuple et de la médecine, ils peuvent plus aisément réunir les réflexions sur cette matière que ceux, dont les soins sont multiples et divisés par la diversité.

48° En général on fait une taxe pour que les uns ne demandent pas trop et pour que les autres ne payent pas trop peu.

49° En fait de commerce, les riches payent une marchandise au prix des pauvres, mais en médecine tout le monde convient qu'il ne seroit pas juste que les pauvres payassent comme les riches.

50° Il est constant que les médecins les plus réputés qui sont communément les médecins des riches et l'on a déjà dit, qu'un médecin emploie beaucoup plus de tems chez les riches que chez les petits bourgeois; par conséquent, il est certain qu'un médecin, qui est réputé parmi les riches, fait moins de visites par jour qu'un médecin qui est réputé parmi les bourgeois.

51° Il paroit donc qu'il conviendroit pour le peuple et pour les médecins d'avoir pour les riches une taxe différente de celle des petits bourgeois ou du moins proportionner les honoraires au tems employé dans les visites.

52° Mais on est d'accord que cette différence de taxe est encore pleine d'embarras pour ne pas dire impossible, et on convient qu'il est à propos de ne faire qu'une seule taxe qui puisse servir à l'un et à l'autre.

53° Afin donc de définir cette taxe, toute la difficulté consiste à réunir pour le même sujet le riche et le pauvre, le médecin réputé et celui qui ne l'est pas.

54° Pour donner quelque jour à cette ordonnance, on pose d'abord le pauvre et le riche d'une part, et le médecin réputé avec celui qui ne l'est pas d'autre part..

55° On veut démontrer qu'une taxe ne doit avoir lieu en médecine que pour les riches et pour les médecins réputés, et qu'elle est inutile pour les médecins médiocres et pour les petits bourgeois.

56° On prouve que ni le pauvre, ni le petit bourgeois ne sont jamais la dupe de la taxe par les millions de visites que les médecins réputés et non réputés de cette ville ont fait à un prix au-dessus de la rétribution ordinaire.

57° 2° Tout le monde savait qu'un médecin de réputation médiocre cherche naturellement à augmenter ou à entretenir le nombre de ses pratiques en modérant ses demandes pour ses honoraires, d'autant plus que ne voyant que de petits bourgeois, il peut aisément multiplier les visites à raison du peu de tems qu'il faut employer chez ces sortes de malades et par ce moyen se rendre la médecine plus lucrative qu'en visitant les riches.

58° Il paroit donc évidemment qu'un médecin d'une réputation médiocre ne suivra jamais la taxe aussi haute qu'elle puisse être et que le petit bourgeois ne peut en souffrir la moindre atteinte.

59° Ce qu'on vient d'avancer n'auroit pas lieu, si on posait des médecins par cantons ou par districts et qu'un médecin déterminé fut obligé de voir tous les malades de ce district et que, réciproquement, les malades du même district fussent obligés de se servir du médecin y préposé, tout comme un curé est obligé à sa paroisse et la paroisse est obligée à son curé.

60° Mais le monde choisit librement le médecin qui luy plait et reste le maître de se soustraire des exactions injustes ou exorbitantes du médecin qui sera suffisamment puni par la perte de cette pratique et par l'atteinte que sa réputation en souffrira.

61° Quelle ressource peut avoir le médecin des riches quand il leur fera des demandes proportionnées au tems qu'il a employé chez eux en pure perte, si, comme il est à présumer, il pouvoit utillement l'employer ailleurs ?

62° Qu'est-ce que les riches auroient à craindre d'une taxe juste qui ne seroit que pour eux ?

63° Il est constant que les riches ne comptent jamais que le nombre des visites d'un médecin, considérant peu le tems qu'il a employé en pur cérémonial, en questions, en objections, en raisonnemens, etc., et la plus part croient le satisfaire en satisfaisant à la taxe et au fond, s'il le fait on contestera sa demande.

64° Il paroit donc évident que la taxe n'est importante et ne doit avoir lieu que pour les riches et pour les médecins réputés.

65° L'expérience journalière fait voir que lorsque les médecins réputés rendent visite aux petits bourgeois, ils modèrent volontairement leurs demandes pour leurs honoraires, ils y sont obligés par le devoir, par l'honneur et par la conscience, et par leur propre intérêt même l'ordonne ainsi, s'ils veuillent conserver la pratique de ces petits bourgeois et de leur famille.

66° Voit-on des contestations en justice contre les médecins de la part des pauvres ou des petits bourgeois ? Ce sont toujours des personnes riches, la plus part étrangers ou officiers qui contestent les honoraires qu'un médecin croit avoir mérité.

67° Ce qu'on vient d'avancer prouve du moins que les médecins ont toujours été fort raisonnables envers les pauvres, pourquoi pourront les croire déraisonnables envers les riches.

68° Si on ne taxe pas les visites des médecins, les médecins seront fâchés d'avoir souvent des contestations, ces contestations sont étrangères à leur état et font croire au public, qui n'envisage que le mot de visite et le prix qui est annexé, que les médecins ne cherchent qu'à s'enrichir par des exactions injustes.

69° Si, au contraire, on taxe les visites (comme il semble qu'il est à propos), il paroit convenable de ne point accabler le médecin savant, judicieux et prudent, afin de luy conserver le zèle pour sa profession, afin d'exciter l'émulation des autres médecins, ses confrères, principalement dans les consultations où il est probable que le médecin réputé est le plus souvent appellé, sans cela malheur au médecin très réputé.

70° Et pour définir cette taxe à son juste prix, on se contente de rappeler l'usage des villes principales, telles que Lyon, Bordeaux, Rennes, Nantes, Marseille, Rheims, Gand, Bruxelles, Tournay, sans excepter Menin ; on ne parle pas de Londres ni de Paris,

71° Seroit-il juste de maintenir ou de se conformer à une ancienne taxe qu'on dit subsister en cette ville depuis un nombre d'années très considérables, à l'inscu de tous les médecins, pendant que chacun convient que les circonstances des tems sont bien changées depuis lors.

72° Enfin il est certain que tout médecin, tel qu'il puisse être, qui exige pour ses honoraires plus qu'il convient, qu'il court à grands pas vers sa ruine, et qu'au contraire, un médecin raisonnable dans ses demandes se rend recommandable pour l'avenir, et, par cette raison, il est encore évident qu'une taxe haute n'auroit encore aucun inconvénient.

73° On suppose, par exemple, qu'on taxe les visites des médecins en cette ville sur le pied de Paris à vingt-quatre pattars, quel médecin serait assez hardi d'exiger vingt-quatre pattars par visite, pendant que les médecins n'exigeroient que le tiers de cette somme.

74° L'unique avantage, qui reviendroit aux médecins d'une taxe haute, seroit d'éviter les murmures et les contestations et puis que tout médecin sçait combien il est dangereux de vouloir enchérir les honoraires de ses visites.

De tout ce qu'on vient d'avancer, on peut conclure :

1° Que contre l'opinion vulgaire les visites des médecins sont nécessairement bornées à un certain nombre par jour. Paragr. 6, 8, 9, 10, 13, 28.

2° Que le nombre des visites d'un médecin varie pendant l'année suivant le nombre des malades et des maladies régnantes. Paragr. 11.

3° Qu'un médecin ne peut pas faire autant de visites par jour chez les riches que chez les pauvres. Paragr. 13, 29, 50.

4° Que les visites chez les riches méritent au moins double récompense respectivement au tems qu'on y employe. Paragr. 13, 29, 50, 51.

5° Que le médecin mérite d'être mieux récompensé que l'avocat. Paragr. 30, 31.

6° Qu'il convient de taxer les honoraires des médecins. Paragr. 43, 44, 61, 68, 69, 74.

7° Que les consultations où il se trouve un grand nombre de médecins doivent mériter de plus amples honoraires que les consultations ordinaires. Paragr. 33, 37.

8° Que les visites des pauvres et des petits bourgeois ne soient point taxables et qu'elles n'ont pas besoin de l'être. Paragr. 49, 55, 56, 57, 58, 60, 64, 65, 66.

9° Que les médecins, qui ont peu de réputation ne soient pas sujets aux inconvénients de la taxe ni haute, ni basse. Paragr. 55, 56, 57, 58, 60, 72.

10° Que les riches ne peuvent rien souffrir d'une taxe trop haute. Paragr. 48, 49, 50, 60, 62, 63, 72, 73, 74.

11° Que ce sont les médecins les plus réputés qui souffriront seuls d'une taxe trop basse et qu'ils ne peuvent se prévaloir d'une taxe trop haute sans risquer de se créditer. Paragr. 17, 29, 50, 60, 63, 64, 65, 67, 69, 72, 73, 74.

12° Que le seul moyen de récompenser le mérite du médecin réputé et sçavant est de ne point baisser, mais d'augmenter plutôt les honoraires des consultations. Paragr. 32, 33, 34, 35, 38, 40, 41, 42, 69.

Messieurs,

Les médecins espèrent qu'ayant pesé ces réflexions, il vous plaira de soutenir leur profession, les pauvres et les petits bourgeois ne murmurent pas contre les médecins, et l'expérience fait voir qu'ils n'en ont rien à craindre.

Mais les médecins ont besoin de votre protection contre les injustes altercations des riches, la justice des plaintes des médecins paroitra incontestable, s'il vous plait d'observer, Messieurs, que dans aucun pays du monde les gens de lettres ne sont si males récompensés qu'en cette ville ; les médecins sont une branche de la société civile, dont il est nécessaire de ranimer la vigueur, les talens de l'esprit sont rares, et ceux qui les possèdent ne les cultivent communément par l'art, qu'autant qu'ils sont flattés par la récompense, une médiocre fortune semble autoriser ce dessein. Les prêtres mêmes, qui servent l'autel, vivent de l'autel. On sçait que l'exercice des sciences est souvent vilipendé par les riches, mais n'est-il pas odieux pour les riches de vouloir couvrir les gens de lettres, l'abondance et superflus font le sort des riches, l'un demande la récompense de ses peines avec crainte de déplaire pour l'avenir, l'autre refuse avec hauteur et menace. Qu'on mette ces deux portraits en balance, il est aisé de concevoir de quel côté la justice doit déterminer l'équilibre, Quoy faisant, etc.

III

Règlement fait au sujet des visites des Médecins en conséquence des requète et mémoires cy dessus.

Nous rewart, mayeur, échevins, conseil et huit hommes de la Ville de Lille, quoique jusqu'à ce jour nous ayons eu la satisfaction de voir, que les médecins de cette ville se soient contentés de recevoir pour leurs honoraires, ce qui leur a été offert, suivant la faculté d'un chacun sans que jamais nous ayons du employer notre autorité pour les régler. Cependant nous apprenons que quelques médecins ayant fait depuis peu des demandes d'honoraires, qui ont paru exorbitantes à ceux à qui elles ont été faites, cela a occasionné des plaintes dans le public et des contestations en justice qu'il est important de prévenir. D'un autre cotté les médecins informés du murmure du public à cet égard, nous ont suppliés pour les faire cesser de fixer pour l'avenir leurs honoraires d'une manière juste et équitable Voulant établir une règle fixe pour terminer les différents qui peuvent s'élever à raison desdits honoraires, nous avons statué et ordonné, statuons et ordonnons les points et articles suivans :

Déclarons en cas de contestations sur les honoraires des visites desdits médecins, qu'il ne leur sera taxé en justice que six pattars pour chacune visite.

Comme par la taxe cy dessus des visites ordinaires nous n'entendons point préjudicier aux personnes de peu de faculté à l'égard desquelles les médecins eux-mêmes ont toujours eu coutume de recevoir une somme moindre, nous déclarons en cas de contestation, dans ce cas spécial, de nous réserver le droit de fixer les honoraires à une somme moindre de six pattars pour chaque visite s'il y échet.

L'usage étant établi depuis plusieurs années de payer les consultations qui se font de plusieurs médecins ensemble, sur le pied de quarante huit pattars à chacun des médecins consultans, nous déclarons en cas de contestation à cet égard que pareille somme sera taxée en justice pour honoraires de chaque consultation.

L'usage étant aussi établi depuis quelque temps, lorsqu'un malade trouve bon de se faire visiter par plusieurs médecins à même tems et à une heure reglée pendant le cours de maladie de payer les honoraires desdits médecins sur pied d'une double visite, nous déclarons pareillement en cas de contestation, portée en justice à cet égard, que les honoraires des médecins seront taxés a douze pattars pour chacune visite.

Et attendu que le présent réglement n'a pour objet que d'établir une règle fixe dans les cas qui seront portés en justice, et que nous sommes informés que quelques habitans sont dans l'usage de payer les visites ordinaires des médecins de même que celles à l'heure réglée differament de ce qu'il est y dessus, nous déclarons, que par le présent réglement nous n'entendons pas empêcher les médecins de recevoir un honoraire plus fort que celui cy dessus pour chacune desdites visites des personnes aisées et, qui par rapport à leur faculté ou par d'autres considérations particulières, voudront bien les leur payer de gré à gré.

Et sera le présent réglement lu et publié aux prochains plaids et enregistré au greffe pour être exécuté à l'avenir selon la forme et teneur.

Fait en conclave, la loy assemblée, le 18 octobre 1749. *Signé* GOUDEMAN DESTCOEL.

Publié aux plaids du 20 Octobre 1749 pardevant le Lieutenant de Monsieur le Prévot, présens echevins en nombre compétent. *Signé* H. F. LE ROY.

IV

Ordonnance concernant les honoraires des médecins en interprétation de celle du 18 octobre 1749. — 20 Mars 1771.

Nous rewart, mayeur, échevins, conseil et huit hommes de la ville de Lille, étant informés que plusieurs personnes, nommément les étrangers se prévalent de notre ordonnance du 18 octobre 1749 pour ne payer leurs médecins qu'à raison de six patars pour chaque visite, contre l'usage établi entre les personnes aisées de les payer davantage, et que les tuteurs, les curateurs et les exécuteurs testamentaires se croient tellement astraints à suivre ladite taxe, qu'ils n'osent pas les payer autrement, lors même qu'ils ont pour eux, l'exemple des père et mère des mineurs, celui de la famille des interdits ou des défunts qu'ils représentent, ce qui est contraire à ladite ordonnance, dans laquelle nous avons déclaré expressément que nous ne désapprouvions point ceux qui leur payoient un honoraire plus fort, nous avons cru devoir expliquer plus particulièrement nos intentions. A ces causes, oui le procureur sindic et après nous être appaisés sur ce qui s'observait à cet égard dans les villes principales, consideré, d'ailleurs qu'il est juste que lesdits honoraires soient taxés à plus de six pattars pour les personnes aisées, comme ils le font à moins pour les pauvres et interprettant autant que de besoin notre ditte ordonnance du 18 Octobre 1749, avons déclaré et déclarons par provision, que nous avons entendu comprendre dans la taxe de six pattars que ceux dont les facultés ne leur permettent point de payer davantage aux médecins qu'ils emploient, qu'en cas de consultation à cet égard les honoraires desdits médecins seront taxés à l'avenir ainsi qu'il sera trouvé convenir suivant l'usage des maisons, le cas échéant et selon les circonstances.

Déclarons au surplus que notre ordonnance du 18 Octobre 1749 sera exécutée en tous les points aux quels il n'a point été dérogé par la présente. Et pour que personne n'en ignore, elle sera lue aux plaids de la manière accoutumée.

Fait en conclave, la loy assemblée, le 20 Mars 1771.

De Madre des Oursins.

Imp. H. Morel, Lille, 77, rue Nationale

www.ingramcontent.com/pod-product-compliance
Lightning Source LLC
LaVergne TN
LVHW050507160826
845677LV00003B/995

* 9 7 8 2 3 2 9 6 3 7 0 7 5 *